Medizinische Fachbegriffe

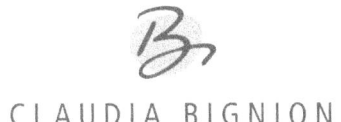

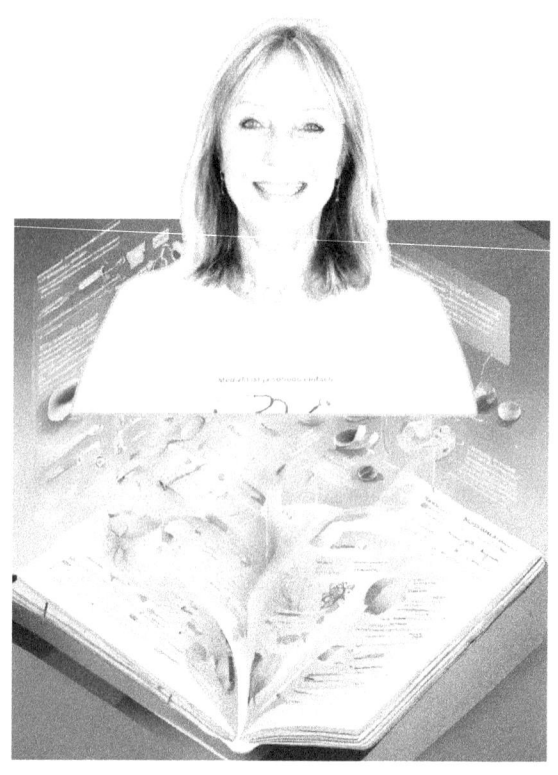

Dr. Bignion, Claudia
Medizinische Fachbegriffe

2. Auflage: 29. Januar 2015
3. Auflage: 9. Oktober 2017
4. Auflage 26. April 2023
5. Auflage 27. Mai 2024

© Claudia Bignion, Radolfzell am Bodensee, Germany
Frontcoverfoto: Canva
Lektorat: Henny Dreystadt, Miriam Gehrig
Verlag: CreateSpace Independent Publishing Platform

Über die Autorin:

Dr. Claudia Bignion hat einen „Bachelor of Science Degree" in Dental Hygiene, ist Ärztin für Notfallmedizin und arbeitete als Oberstudienrätin in einer Berufsschule. Schwerpunkfächer waren *Generalistische Pflege* und *SGGG*.

Inzwischen ist Dr. Bignion zu einer gefragten Stressmedizinerin und Medfluencerin geworden. Sie betreibt den YouTube Kanal @*Medizin-Akademie*.

Bücher von Claudia Bignion:

- *Generalistische Pflege 1, 2, 3*
- *Medizinische Fachbegriffe, ein Vokabelheft*
- *Generalistische Pflege 4 - Demenz*
- *Generalistische Pflege 5 – Suizid*
- *Generalistische Pflege 6 – Narkose*
- *Generalistische Pflege 7 – Stress und Resilienz*
- *Rette mich! Mini-Ratgeber für rettungsgerechtes Wohnen*
- *Der Papst und der menschliche Körper, Dissertation.*

Homepage: https://claudia-bignion.beepworld.de/
YouTube: https://www.youtube.com/@Medizin-Akademie
Hier sind Wünsche, Kommentare und weiteres Feedback willkommen.

Inhaltsverzeichnis

1. **MEDIZINISCHE GRUNDBEGRIFFE** 7
   - 1.1 Infektionslehre / Hygiene 10
   - 1.2 Untersuchungsmethoden / Apparative Diagnostik 11
   - 1.3 Ärztliche Fachgebiete 13
2. **ZELL- UND GEWEBELEHRE** 16
3. **HAUT** 17
4. **ERKRANKUNGEN DER HAUT** 20
5. **HERZ-KREISLAUF-SYSTEM** 22
6. **ERKRANKUNGEN DES HERZ-KREISLAUF-SYSTEMS** 25
7. **GEFÄSSERKRANKUNGEN** 28
   - 7.1 Venöse Gefäßerkrankungen 28
   - 7.2 Arterielle Gefäßerkrankungen 29
   - 7.3 Apoplex, Schlaganfall 29
8. **BLUT** 32
9. **BLUTERKRANKUNGEN** 34
10. **LYMPHSYSTEM** 36
11. **IMMUNSYSTEM** 37
12. **ATEMWEGE** 39
13. **ERKRANKUNGEN DER ATEMWEGE** 42
14. **HARNSYSTEM** 46
15. **ERKRANKUNGEN DES HARNSYSTEMS** 48
16. **SKELETT** 50
17. **ERKRANKUNGEN DES BEWEGUNGSAPPARATS** 53
18. **MAGEN-DARM-TRAKT** 54
19. **ERKRANKUNGEN DES MAGEN-DARM-TRAKTS** 57
20. **AUGE** 60
21. **OHR** 62

- 23. ERKRANKUNGEN DES NERVENSYSTEMS 65
- 24. PSYCHISCHE STÖRUNGEN 68
- 25. HORMONE 72
- 26. DIABETES MELLITUS 77
- 27. GESCHLECHTSORGANE 79
  - 27.1 WEIBLICHES GENITALE 79
  - 27.2 MÄNNLICHES GENITALE 80
- 28. ERKRANKUNGEN DER GESCHLECHTSORGANE 81
- 29. TUMORERKRANKUNGEN 84
- 30. ARZNEIMITTELLEHRE 87
  - 30.1 GRUNDBEGRIFFE 87
  - 30.2 APPLIKATIONSFORMEN 90
- 31. GESUNDHEITSWISSEN-SCHAFTLICHE FORSCHUNG .. 95
- 32. VORSILBEN 97
- 33. NACHSILBEN 98
- 34. EPILOG: DAS LATEIN-OBLIGATORIUM ODER DIE GESCHICHTE VON DEN MEDIZINISCHEN FACHBEGRIFFEN 99
- 35. DIFFERENTIALDIAGNOSE ERBRECHEN 102
- 36. 36. DIFFERENTIALDIAGNOSE FIEBER 102
- 37. DIFFERENTIALDIAGNOSE SCHWINDEL 104
- 38. DIFFERENTIALDIAGNOSE BLUTHUSTEN 105
- 39. DIFFERENTIALDIAGNOSE ROTES AUGE 105
- 40. WELCHE LEBENSMITTEL HABEN EINFLUSS AUF DIE BLUTWERTE? 106

1. Medizinische Grundbegriffe

Anamnese	Krankengeschichte
Symptom	Krankheitszeichen
akut	von kurzer Dauer
chronisch	von langer Dauer
inapparent	unbemerkt
Syndrom	Krankheit mit klassischen Symptomen, z. B. Parkinson Syndrom: Rigor, Tremor, Akinese (steife Muskulatur, Zittern, Unbeweglichkeit)
Diagnose	Name der Krankheit, z. B. grippaler Infekt
Diagnostik	Untersuchungsmethoden, z. B. Abhören, Röntgen, Ultraschall
Therapie	Behandlung
Stationäre Therapie	Im Krankenhaus
Ambulante Therapie	Patient geht nach Hause
Kurative Therapie	Heilende Behandlung
Palliative Therapie	Krankheitsmildernde Behandlung

Kausale Therapie	Behandlung der Krankheitsursachen
Symptomatische Therapie	Behandlung der Symptome
Prävention / Prophylaxe	Vorbeugung
Prognose	Voraussichtlicher Krankheitsverlauf
Rehabilitation	Wiedereingliederung in das berufliche und soziale Leben
Rekonvaleszenz	Erholungsphase nach überstandener Krankheit
Rezidiv	Rückfall, wiederaufflackern der Krankheit
Risikofaktor	Erhöhte Wahrscheinlichkeit eine Krankheit zu erwerben, z. B. Überernährung, Rauchen, Bewegungsmangel, erbliche Belastung
Abusus	Missbrauch
Karenz	Verzicht
Morbus	Krankheit
Multimorbidität	Viele Krankheiten in einem Körper
Terminologie	Lehre der Fachbegriffe
Pathologie	Krankheitslehre

Obduktion	Leicheneröffnung
Exitus	Tod
Thanatologie	Lehre von Tod und Sterben
Livores	Leichenflecke
Rigor mortis	Leichenstarre
ICD-10	International Classification of Diseases, 10. Version

1.1 Infektionslehre / Hygiene

Infektion	Ansteckung
Kontamination	Verunreinigung
Inkubationszeit	Zeitraum zwischen Ansteckung und Ausbruch der Krankheit
Tröpfcheninfektion	Ansteckung über die Atemwege
Schmierinfektion	Ansteckung über Kontakt, z. B. Hände
Hämatogene Infektion	Ansteckung über den Blutweg
Perkutane Infektion	Ansteckung über die Haut
Intrauterine Infektion	Ansteckung im Mutterleib
bakteriostatisch	Das Wachstum von Bakterien hemmend
bakterizid	Bakterien abtötend
fungizid	Pilze abtötend
Desinfektion	Krankheitserreger abtötend
Sterilisation	Völlige Keimfreiheit
Autoklav	Dampfsterilisator
Antisepsis	Chemische Infektionsbekämpfung
Asepsis	Verhütung von Infektionen

Abszess	Abgekapselte Eiteransammlung
Sepsis	Krankheitserreger in der Blutbahn

1.2 Untersuchungsmethoden / apparative Diagnostik

Inspektion	Betrachtung
Auskultation	Abhören, mit dem Stethoskop
Palpation	Abtasten
Perkussion	Abklopfen
Digitale rektale Palpation	Austastung des Enddarms
Röntgen Thorax	Röntgenaufnahme der Brust
Röntgen Abdomen	Röntgenaufnahme des Bauchraums
Computertomographie (CT)	Schichtaufnahmen mittels Röntgenstrahlen („in der Röhre")
Kernspintomographie, Magnet Resonanz Tomographie (MRT)	Schichtaufnahmen mittels Magnetfeldern („in der Röhre")
Sonographie	Ultraschall

Herzecho	Ultraschall vom Herzen
Gastroskopie	Magenspiegelung
Koloskopie	Darmspiegelung
Rektoskopie	Enddarmspiegelung
Laparoskopie	Bauchspiegelung
Laparotomie	Baucheröffnung
Laryngoskopie	Kehlkopfspiegelung
Arthroskopie	Gelenkspiegelung
EKG	Elektro Kardio Gramm (Herzströme)
EEG	Elektro Encephalo Gramm (Gehirnströme)
Szintigraphie	Organdarstellung mittels radioaktiver Substanzen (Schilddrüse, Skelett, Lunge)
Angiographie	Gefäßdarstellung mit Kontrastmittel
Phlebographie	Venendarstellung mit Kontrastmittel
i. v. Urogramm	Darstellung der Harnwege mittels Kontrastmittel
Breischluck	Darstellung der Speiseröhre mittels Kontrastmittel
Endoskopisch	Darstellung des

Retrograde Cholangio Pankreatikographie (ERCP)	Gallen- und Pankreasgangs mittels Kontrastmittel
Koronarangiographie	Darstellung der Herzkranzgefäße mittels Kontrastmittel
Probeentnahme (PE), Biopsie	Gewebsentnahme
Histologie	Mikroskopische Gewebsuntersuchung
Zytologie	Zelluntersuchung

1.3 Ärztliche Fachgebiete

Innere Medizin	Lehre der inneren Erkrankungen
Kardiologie	Lehre der Herz-Kreislauf-Erkrankungen
Gastroenterologie	Lehre der Magen-Darm-Erkrankungen
Pulmologie / Pneumologie	Lehre der Lungenerkrankungen
Nephrologie	Lehre der Nierenerkrankungen
Hämatologie	Lehre der Bluterkrankungen
Chirurgie	Operationslehre

Allgemeinchirurgie	Lehre der Weichteiloperationen
Unfallchirurgie	Lehre der Knochenoperationen
Plastische Chirurgie	Lehre der kosmetischen Wiederherstellungsoperationen
Anästhesie	Narkosemedizin
Radiologie	Röntgen, Strahlendiagnostik und –behandlung
Nuklearmedizin	Strahlenbehandlung mit radioaktiven Teilchen
Neurologie	Nervenheilkunde
Psychiatrie	Lehre der seelischen Erkrankungen
Orthopädie	Lehre der Erkrankungen des Bewegungsapparates
Gynäkologie	Frauenheilkunde
Pädiatrie	Kinderheilkunde
Neonatologie	Neugeborenenlehre

Dermatologie	Hautkrankheitslehre
Venerologie	Geschlechtskrankheitslehre
Urologie	Lehre der Harnwegserkrankungen
Ophthalmologie	Augenheilkunde
Pathologie	Krankheitslehre, Obduktionslehre

2. Zell- und Gewebelehre

Zellmembran	Begrenzung der Zelle nach außen
Zytoplasma	Zellwasser
Nucleus	Zellkern
Chromosom	Erbkörperchen
Chromatide	Am Zentromer geteiltes, halbes Erbkörperchen
Zentromer	Haftstelle zwischen zwei Hälften eines Erbkörperchens
Gen	Träger der Erbanlagen im Chromosom
Mitochondrium	„Kernkraftwerk" der Zelle
Mitose	Zellteilung
Meiose	Reifeteilung, Reduktionsteilung

3. Haut

Derma	Haut (*griechisch*)
Kutis	Haut (*lateinisch*)
Epidermis	Oberhaut
• Stratum basale	Basalzellschicht
• Stratum spinale	Stachelzellschicht
• Stratum granulosum	Körnerzellschicht
• Stratum lucidum	Glanzschicht (nur an Händen und Füßen)
• Stratum corneum	Hornzellschicht
•	
Korium	Lederhaut
• Musculus arrector pili	Haarbalgmuskel
• Vater-Pacini-Körperchen	Vibrationsrezeptoren
• Meißner Körperchen	Druckrezeptoren
• Schlingenkörperchen	Druckrezeptoren
Subkutis	Unterhautfettgewebe
epikutan	auf die Haut
subkutan	unter die Haut
intrakutan	in die Haut
perkutan	durch die Haut

Die Epidermis

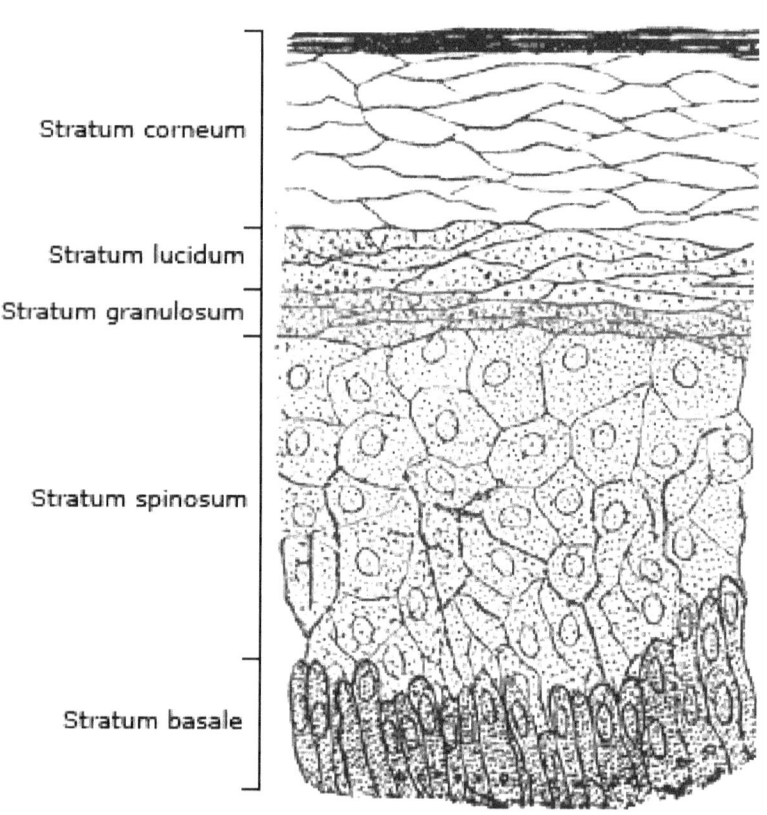

[1] http://commons.wikimedia.org/wiki/File:Skinlayers.png. Letzter Zugriff: 20.2.2015.

Die Haut

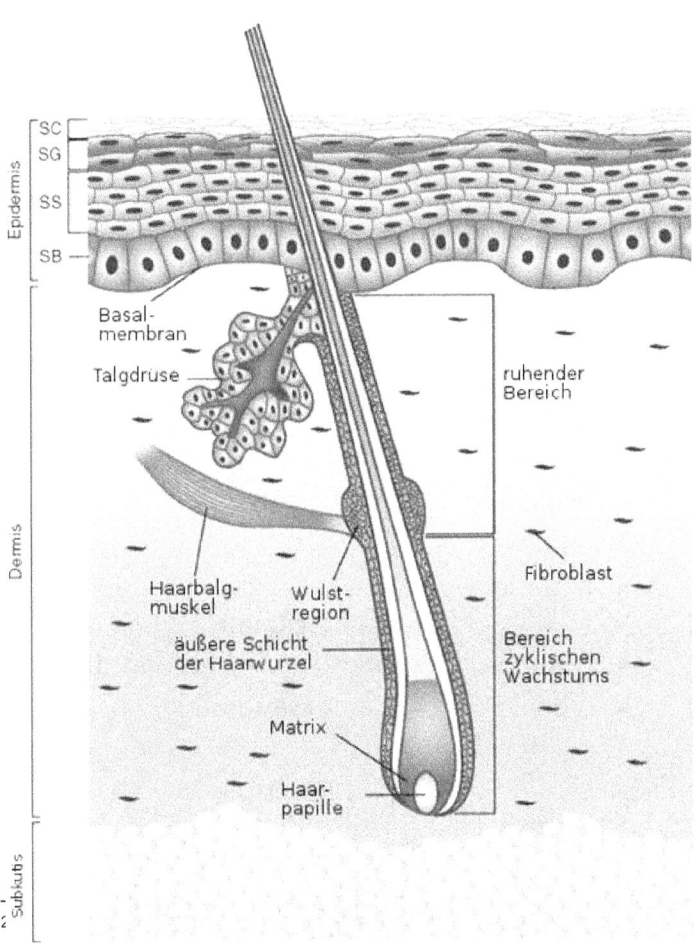

http://commons.wikimedia.org/wiki/File:Anatomy_of_the_skin_de.jpg?uselang=de. Letzter Zugriff: 23.7.2014.

4. Erkrankungen der Haut

Dermatologie	Lehre der Hautkrankheiten
Dermatitis	Hautentzündung
Exanthem	Hautausschlag
Erythem	Hautrötung
Ekzem	Juckender Hautausschlag
Mykose	Pilzerkrankung
Onychomykose	Nagelpilz
Effloreszenzen	Gutartige „Hautblüten"
• Squama	Schuppe
• Papel	Knötchen
• Rhagade	Hauteinriss
• Naevus	Leberfleck
• Quaddel	Punktartige nässende Hauterhebung
• Erosion	oberflächlicher Hautdefekt
• Ulcus	tiefer Hautdefekt
Psoriasis	Schuppenflechte
Neurodermitis	Hautkrankheit mit Überempfindlichkeitsreaktion
Atopie	Überempfindlichkeitsreaktion der Haut
Dekubitus	Druckgeschwür
Atherom	Grützbeutel (gutartig)
Lipom	Fettgeschwulst (gutartig)

Malignes Melanom	Hautkrebs, der von einem Leberfleck ausgeht
Spinaliom	Hautkrebs
semimaligne	Halb bösartig, zerstört umliegendes Gewebe, streut nicht
Basaliom	Hautkrebs, der nicht streut
Furunkel	Eiteransammlung an einem Haarbalg
Karbunkel	Eiteransammlung an mehreren Haarbälgen
Exzision	herausschneiden
Inzision	hineinschneiden
Skabies	Krätze (durch Krätzmilben)

Symptom:
- Pruritus   Juckreiz

5. Herz-Kreislauf-System

cor	Herz
kardial	Das Herz betreffend
Atrium, das	Vorhof
Ventrikel, der	Kammer
Myokard	Herzmuskel
Septum	Herzscheidewand
Aorta	Hauptschlagader
Vena cava inferior	Untere Hohlvene
Vena cava superior	Obere Hohlvene
Arteria pulmonalis	Lungenarterie
Vena pulmonalis	Lungenvene
Endokard	Herzinnenhaut
Epikard	Herzaußenhaut
Perikard	Herzbeutel
Tricuspidalklappe	Rechte Segelklappe
Mitralklappe	Linke Segelklappe
Pulmonalklappe	Rechte Taschenklappe
Aortenklappe	Linke Taschenklappe
Systole	Anspannungsphase des Herzmuskels
Diastole	Entspannungsphase des Herzmuskels
Arterie	Schlagader, führt vom Herzen weg
Arteriole	Kleine Schlagader

Vene	Blutader, führt zum Herzen hin
Venole	Kleine Blutader
Kapillare	Haargefäß (dünn, wie ein Haar)
Adventitia	Außenhaut eines Blutgefäßes
Media	Muskelschicht eines Blutgefäßes
Intima / Endothel	Innenschicht eines Blutgefäßes
Vasodilatation	Gefäßerweiterung
Vasokonstriktion	Gefäßverengung
Koronararterie	Herzkranzgefäß
Reizleitungssystem	Elektrische Impulse am Herzen
Sinusknoten	Natürlicher Herzschrittmacher
EKG, Elektro-Kardio-Gramm	Ableitung der elektrischen Impulse am Herzen

Das Herz

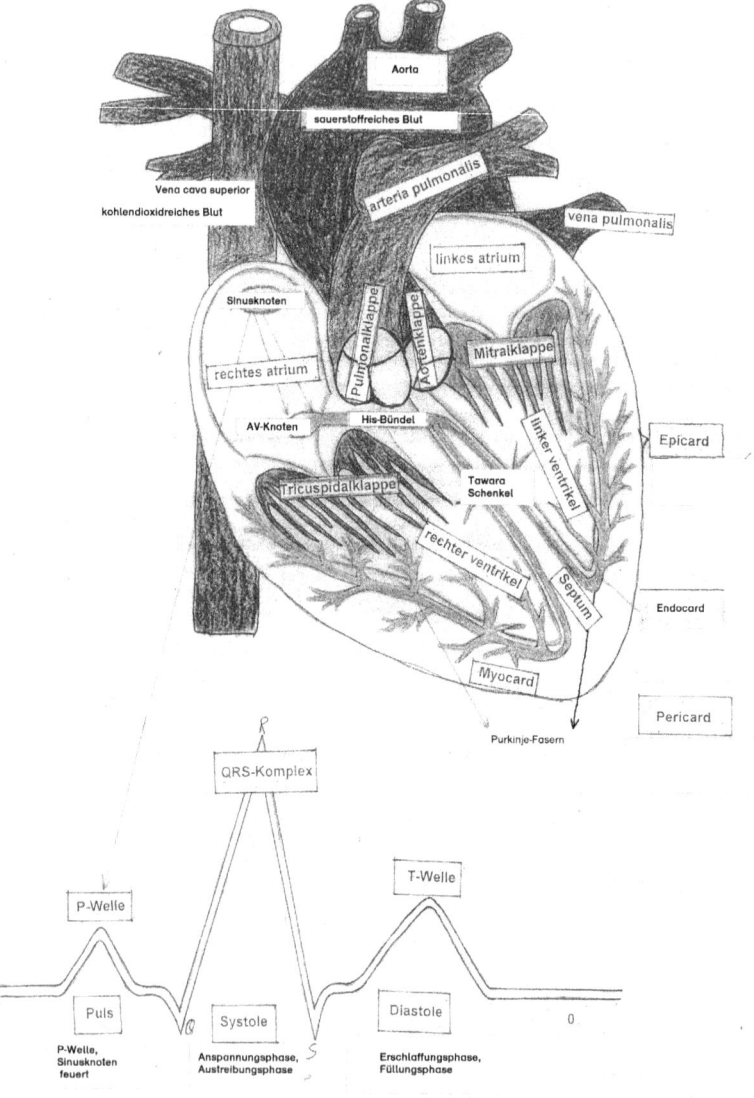

6. Erkrankungen des Herz-Kreislauf-Systems

KHK, Koronare-Herz-Krankheit	Verengung der Herzkranzgefäße
Ischämie	Sauerstoffmangel
Myokardinfarkt / Herzinfarkt	Absterben des Herzmuskels
Infarkt	Verschluss einer Arterie mit O_2-Mangel und Gewebstod
Nekrose	Gewebstod
Arteriosklerose	Verengung einer Arterie durch Ablagerungen
Stenose	Engstelle
Obliteration	Verschluss
Angina pectoris	Brustenge
Dyspnoe	Erschwerte Atmung
Ballondilatation	Erweiterung eines Herzkranzgefäßes
PTCA Perkutane Transluminale Coronare Angioplastie	Ballondilatation
Stent	Implantat aus Titan, zum Offenhalten einer Arterie

ACVB, Aorto-Coronarer-Venen-Bypass	Kurz: Bypass am Herzen. Umgehung eines verstopften Herzkranzgefäßes mittels einer Beinvene
Koronarangiographie	Herzkatheter
Herzinsuffizienz	Herzschwäche
Lungenödem	Wasser in der Lunge
Zyanose	Blaufärbung der Haut bei O_2-Mangel
Beinödem	Wasser im Bein
Nykturie	Nächtliches Wasserlassen
Hypertonie	Blutdruck über 160/95 mmHg
RR, Riva Rocci	RR = Blutdruck
Hypotonie	Blutdruck unter 105/60 mmHg
Tachycardie	Puls > 100 Schläge / Minute
P	Puls
Bradykardie	Puls < 60 Schläge / Minute
Arrhythmie	Unregelmäßiger Puls
Extrasystole	Zusätzlicher Herzschlag

Schock	Schweres Kreislaufversagen: Puls > 100 Schläge / Minute bei einem systolischen Blutdruck < 100 mmHg
Orthostatischer Kollaps	Kreislaufzusammenbruch
Synkope	Kurz andauernde Bewusstlosigkeit

7. Gefäßerkrankungen

7.1 Venöse Gefäßerkrankungen

Phlebologie	Medizinisches Fachgebiet, das sich mit den Venen befasst
Varikosis	Krampfadern
Vena saphena magna	Große oberflächliche Beinvene
Vena femoralis	Oberschenkelvene
Perforans Venen	Verbindungsvenen zwischen den oberflächlichen und den tiefen Beinvenen
Stripping	Operative Entfernung der Vena saphena magna
Verödung	Verschluss, z. B. von Besenreisern mittels Injektion von Alkohol
Phlebothrombose (Thrombose)	Blutgerinnsel in einer Beinvene
Lungenembolie	Blutgerinnsel aus einer tiefen Beinvene, das mit dem Blutstrom zur Lunge schwimmt.
Thrombophlebitis	Entzündung einer oberflächlichen Beinvene
Ulcus cruris	Venös bedingtes

| venosum | Unterschenkelgeschwür |
| Thromb End Arteriektomie (TEA) | Ausschälen eines Thrombus |

7.2 Arterielle Gefäßerkrankungen

pAVK, Periphere Arterielle Verschluss Krankheit	Verschluss, vor allem der Beinarterien
Claudicatio intermittens	Schaufensterkrankheit
Ulcus cruris arteriosum	Arteriell bedingtes Unterschenkelgeschwür
Percutane Transluminale Atherektomie (PTA)	Ausschälen einer Gefäßverengung bzw. eines arteriosklerotischen Plaques

7.3 Apoplex, Schlaganfall

| Apoplex | Schlaganfall, voller Insult |
| • TIA, Transitorische Ischämische | Durchblutungsstörung des Gehirns, die sich |

Attacke	innerhalb von 24 Std. vollständig zurück bildet.
• PRIND, Prolongiertes Reversibles Ischämisches Neurologisches Defizit	Durchblutungsstörung des Gehirns, die sich innerhalb von 30 Tagen vollständig zurück bildet.
• Voller Insult	Irreversible Durchblutungsstörung des Gehirns mit bleibenden Schäden.
irreversibel	Nicht rückgängig zu machen
Aneurisma/ Aneurysma	Aussackung einer Arterie

Symptome:

• Hemiparese	Halbseitenlähmung
• Hemianopsie	Eine halbe Seite nicht sehen können

- Motorische Aphasie   Nicht sprechen können
- Sensorische Aphasie   Kein Sprachverständnis
- Hemihypästhesie   Auf einer Körperhälfte nicht fühlen können

8. Blut

Erythrozyt	Rotes Blutkörperchen
• Hämoglobin, Hb	Roter Blutfarbstoff
Leukozyt	Weißes Blutkörperchen
• Granulozyt	Gehört zur Familie der weißen Blutkörperchen
• Lymphozyt	Gehört zur Familie der weißen Blutkörperchen
• Monozyt	Gehört zur Familie der weißen Blutkörperchen
Thrombozyt	Blutplättchen
Blutplasma	Blutflüssigkeit ohne Blutkörperchen
Fibrinogen	Bluteiweiß, das zur Gerinnung beiträgt
Blutserum	Blutplasma ohne Fibrinogen
AB0-System	Einteilung der Blutgruppen
Bedside Test	Blutgruppentest am

	Bett des Patienten
Rhesusfaktor	Blutgruppenmerkmal
Koagulation	Gerinnung
Agglutination, Aggregation	Blutverklumpung

9. Bluterkrankungen

Hämatologie	Lehre vom Blut und seinen Bluterkrankungen
Anämie	Blutarmut, zu wenig rote Blutkörperchen
Eisenmangelanämie	Blutarmut bei Eisenmangel
Renale Anämie	Blutarmut bei Niereninsuffizienz
Perniziöse Anämie	Blutarmut bei Vitamin B_{12} Mangel
Hämolyse	Platzen der roten Blutkörperchen
Hyperämie	Sehr starke Durchblutung
Leukämie	Zu viele weiße Blutkörperchen
• ALL	Akute Lymphatische Leukämie
• AML	Akute Myeloische Leukämie
• CLL	Chronisch Lymphatische Leukämie, Lymphom

- CML — Chronisch Myeloische Leukämie
- Leukozytose — Vermehrung der weißen Blutkörperchen > 10.000 / µl
- Leukopenie — Verminderung der weißen Blutkörperchen < 4000 / µl
- Thrombozytose — Vermehrung der Blutplättchen > 500.000/µl
- Thrombopenie — Verminderung der Blutplättchen < 150.000/µl
- Agranulozytose — Granulozyten < 500 Zellen/µl Blut
- Hämatom — Bluterguss

10. Lymphsystem

Lymphe	Zwischenzellflüssigkeit
Lien (*lateinisch*)	Milz
Splen (*griechisch*)	Milz
Tonsillen	Mandeln
Appendix, die	Wurmfortsatz, „Blinddarm"
Lymphangitis	Lymphgefäßentzündung „Blutvergiftung"
Lymphadenitis	Lymphknotenentzündung
Benignes Lymphom	Gutartiger Lymphknotentumor
Malignes Lymphom	Lymphknotenkrebs
Lymphödem	Ansammlung von Lymphflüssigkeit im Gewebe
Peyer´sche Plaques	Lymphknötchen im Darm

11. Immunsystem

Immunität	Erworbene Widerstandfähigkeit, durch Bildung von Antikörpern
Resistenz	Angeborene und vom Lebenswandel abhängige Widerstandsfähigkeit
Antigen, das	Fremdstoff, z. B. Virus
Virus, das	Infektiöses Partikel
Bakterium, das	Mikroorganismus
Antikörper	Körpereigener Abwehrstoff gegen Antigene
Antigen-Antikörper-Komplex	Unschädlich gemachtes Antigen
Interferon	Unspezifischer Abwehrstoff gegen Viren
Lysozym	Unspezifischer Abwehrstoff gegen Bakterien
Makrophage	Fresszelle

Allergie	Überempfindlichkeitsreaktion des Immunsystems
Allergen	Stoff, der Allergie auslöst, z. B. Pollen
Suppressorzelle	Unterdrückt überschießende Immunantwort
Killerzelle	Tötet Krebszellen und von Mikroorganismen befallene Körperzellen ab
Gedächtniszelle	Merkt sich den früheren Kontakt zu Mikroorganismen, z. B. Masern-Viren
Helferzelle	Unterstützt Immunantwort
Thymus	Bries, bildet Hormone für die Immunanatwort

12. Atemwege

Thorax, der	Brustkorb
Pulmo	Lunge
Diaphragma, das	Zwerchfell
Pleura viszeralis	Lungenfell
Pleura parietalis	Rippenfell
Hilus, der	Lungenwurzel, Eintrittsstelle der Bronchien und Gefäße in die Lunge
Pharynx	Rachen
Larynx	Kehlkopf
Epiglottis	Kehldeckel
Trachea	Luftröhre
Bronchien	Zuleitende Atemwege

Alveolen	Lungenbläschen
Respiration	Atmung
Inspiration	Einatmung
Exspiration	Ausatmung
Vitalkapazität	Lungenvolumen, das nach maximaler Einatmung, maximal ausgeatmet werden kann
Bronchodilatation	Erweiterung der Bronchien
Bronchokonstriktion	Verengung der Bronchien

Das Atmungssystem

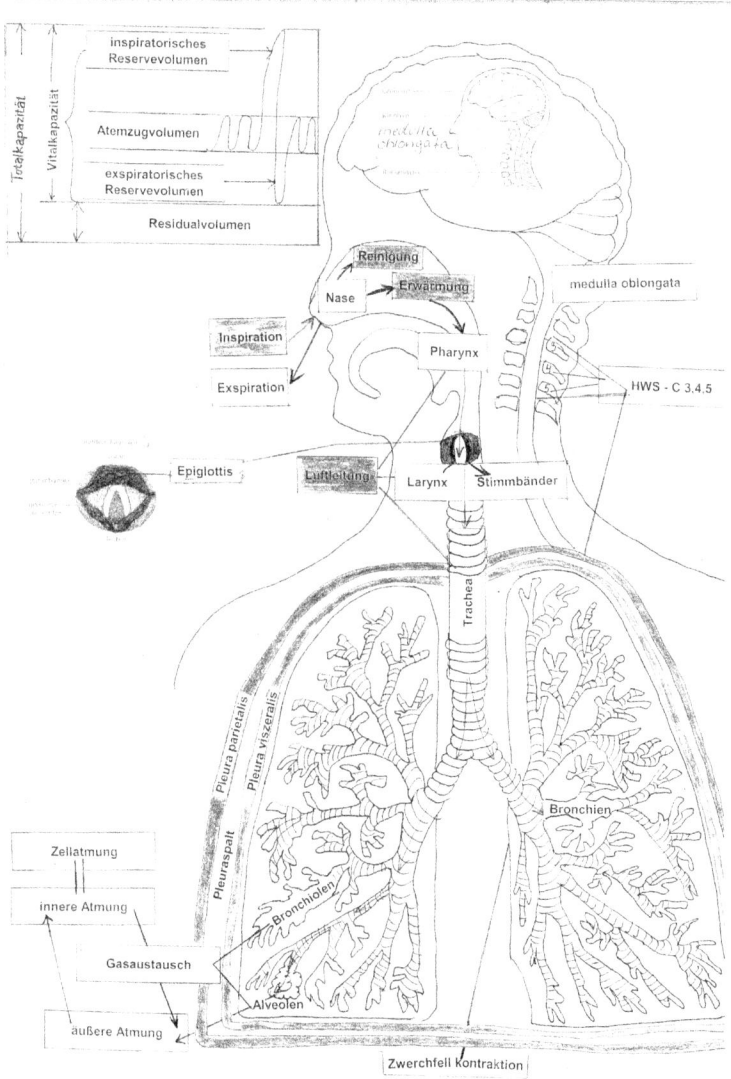

13. Erkrankungen der Atemwege

Pneumologie, Pulmologie	Lehre der Lungenerkrankungen
Spirometrie	Lungenfunktionstest
Bronchoskopie	Lungenspiegelung
Epistaxis	Nasenbluten
habituell	gewohnheitsmäßig, wiederkehrend
Rhinitis	Nasenschleimhaut-Entzündung
Sinusitis	Nasennebenhöhlenentzündung
Laryngitis	Kehlkopfentzündung
Bronchitis	Entzündung der oberen Luftwege
Influenza	Grippe
Grippaler Infekt	Erkältung
Larynxkarzinom	Kehlkopfkrebs
Laryngoskopie	Kehlkopfspiegelung
Laryngektomie	Kehlkopfentfernung
Neck Dissection	Entfernung von Kehlkopf, Lymphknoten und

	einem Teil der Halsmuskulatur
Tracheostoma	Künstlicher Ausgang der Luftröhre
Bronchialkarzinom	Lungenkrebs
Lobektomie	Entfernung eines Lungenlappens
Segmentresektion	Entfernung eines Lungensegments
Bronchiektase	sackartige Erweiterung eines Bronchus
Atelektase	Kollaps eines Bronchus
Pneumonie	Lungenentzündung
Lobärpneumonie	Bakterielle Entzündung eines Lungenlappens
Interstitielle Pneumonie	Virale Entzündung der Zellzwischenräume der kompletten Lunge
Aspirationspneumonie	Lungenentzündung durch Mageninhalt / Magensaft
Aspiration	Einatmen von Mageninhalt in die Lunge
Cricotomie	Luftröhrenschnitt

Asthma bronchiale	Anfallsweise Atemnot
Tuberkulose	Schwindsucht
Silikose	Staublungenkrankheit
Pneumothorax	Lungenkollaps
Lungenemphysem	Lungenüberblähung
Blue bloater	Kräftiger Typ eines Lungenemphysematikers
Pink puffer	Schmächtiger Typ eines Lungenemphysematikers
COPD, COLD, chronisch obstruktive Lungenerkrankung	Kombination aus chronischer Bronchitis, Asthma bronchiale und Lungenemphysem
Lungenödem	Wasser in der Lunge
Lungenembolie	Verlegung einer Lungenarterie durch ein Blutgerinnsel
Hyperventilation	> 26 Atemzüge / Minute

• Tachypnoe	> 20 Atemzüge / Minute
• Bradypnoe	< 10 Atemzüge / Minute
• Dyspnoe	Erschwerte Atmung
• Orthopnoe	Atemnot
• Hämoptoe	Viel Blut husten
• Hämoptyse	Wenig Blut husten
• Zyanose	Blaufärbung der Haut

14. Harnsystem

Ren, (*lateinisch*)	Niere
Nephros, (*griechisch*)	Niere
Ureter, der	Harnleiter
Vesica urinaria	Harnblase
Urethra, die	Harnröhre
Pyelon, das	Nierenbecken
Arteria renalis	Nierenarterie
Vena renalis	Nierenvene
Nierenhilus	Eintrittsstelle der Nierenarterie und Austrittsstelle der Nierenvene und des Harnleiters
Detrusor	Blasenmuskel
Sphinkter	Schließmuskel
Glomerulum, das	Nierenkörperchen, mit Gefäßpol und Harnpol
Miktion	Wasser lassen
Harnpflichtige Substanzen	Kreatinin (Krea), Harnsäure (HS), Harnstoff (HSt)
Glandula suprarenalis	Nebenniere (Teil des Hormonsystems)

Das Nephron, kleinste harnfilternde Einheit

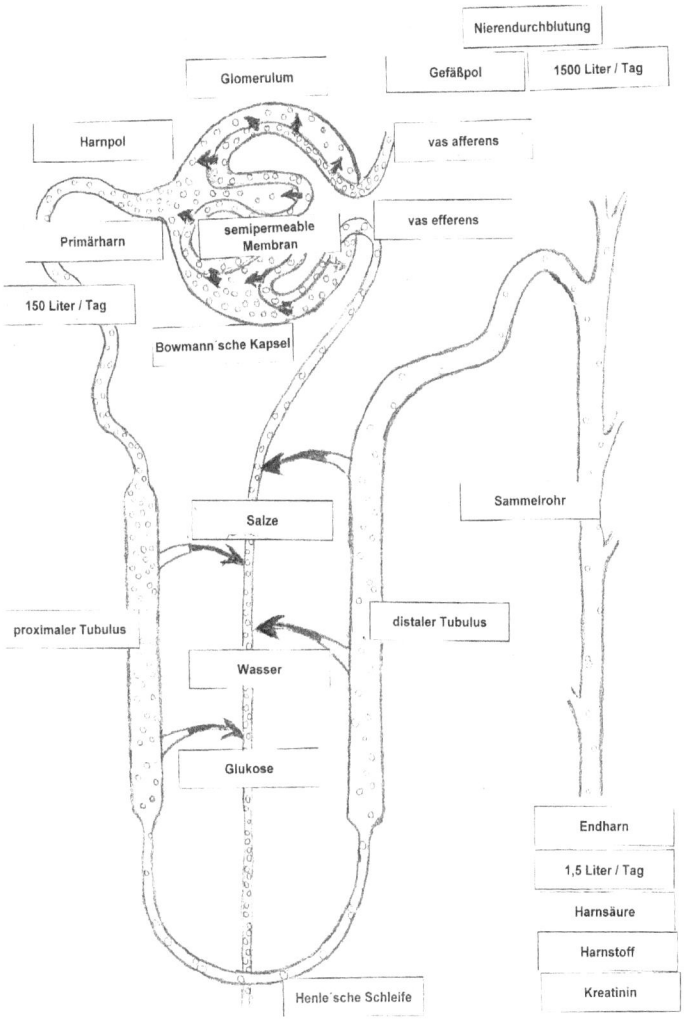

[3] Mit freundlicher Genehmigung von Rebecca Heisrath.

15. Erkrankungen des Harnsystems

Nephrologie	Lehre der Nierenerkrankungen
Zystitis	Blasenentzündung
Pyelonephritis	Nierenbeckenentzündung
Glomerulonephritis	Nierenkörperchen-entzündung
Nephrolithiasis	Nierensteine
Urämie	Harnvergiftung, Erhöhung der harnpflichtigen Substanzen im Blut
Urosepsis	Krankheitserreger treten vom Harnsystem in das Blut über
Analgetika-Niere	Nierenversagen durch langjährigen Schmerzmittel-missbrauch

Niereninsuffizienz	Nierenversagen
Zystoskopie	Blasenspiegelung

Symptome:

- Harninkontinenz — Unfreiwilliger Harnabgang
- Dysurie — Erschwertes Wasserlassen
- Algurie — Schmerzhaftes Wasserlassen
- Polyurie — Große Harnmengen
- Olygurie — Geringe Harnmengen
- Anurie — Harn < 100 ml
- Pollakisurie — Häufiges Wasserlassen
- Nykturie — Nächtliches Wasserlassen
- Glucosurie — Zucker im Harn
- Hämaturie — Blut im Harn
- Proteinurie — Eiweiß im Harn

16. Skelett

Os	Knochen
Cranium	Schädel
Maxilla	Oberkiefer
Mandibula	Unterkiefer
Os zygomaticum	Jochbein
Columna vertebralis	Wirbelsäule
HWS	Halswirbelsäule
Atlas	1. Halswirbel
Axis	2. Halswirbel
BWS	Brustwirbelsäule
Costa, Costae	Rippe, Rippen
ICR, Interkostalraum	Zwischenrippenraum
Thorax, der	Brustkorb
LWS	Lendenwirbelsäule
Os sacrum	Kreuzbein
Os coccygeum	Steißbein
Kyphose	Runder Rücken
Lordose	Normales Hohlkreuz
Skoliose	Seitliche Wirbelsäulen-Verkrümmung
Clavicula	Schlüsselbein

Scapula	Schulterblatt
Sternum	Brustbein

Becken:
- Os ilium — Darmbein
- Os ischii — Sitzbein
- Os pubis — Schambein
- Spina iliaca anterior superior — Vorderer oberer Darmbeinstachel

Extremitäten	Gliedmaßen, Arme und Beine
Humerus	Oberarmknochen
Radius	Speiche
Ulna	Elle
Phalangen	Finger, Zehen
Femur	Oberschenkelknochen
Trochanter major	Großer Rollhügel
Patella	Kniescheibe
Tibia	Schienbein
Fibula	Wadenbein
Calcaneus	Fersenbein
Periost	Knochenhaut

Das Skelett

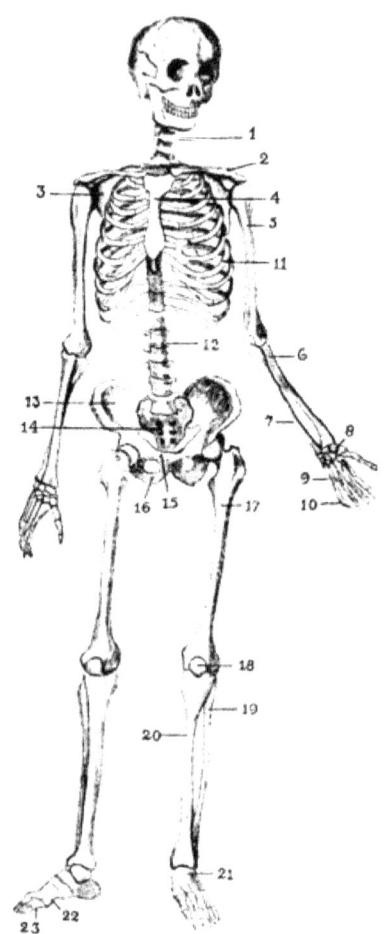

1. HWS
2. Clavicula
3. Scapula
4. Sternum
5. Humerus
6. Radius
7. Ulna
8. Ossa carpalia
9. Ossa meta-carpalia
10. Phalangen
11. Costa
12. LWS
13. Os ilium
14. Os sacrum
15. Os pubis
16. Os ischii
17. Femur
18. Patella
19. Fibula
20. Tibia
21. Ossa tarsalia
22. Ossa metatarsalia
23. Phalangen

17. Erkrankungen des Bewegungsapparats

Bewegungsapparat	Skelett und Muskulatur
Orthopädie	Lehre von den Erkrankungen des Bewegungsapparates
Fraktur	Knochenbruch
DMS-Kontrolle	Kontrolle der Durchblutung, Motorik und Sensibilität
Kontusion	Prellung
Distorsion	Zerrung
Luxation	Verrenkung, Auskugelung
Kontraktur	Gelenkversteifung
Osteoporose	Knochenschwund
Arthritis	Gelenkentzündung
Arthrose	Gelenkverschleiß
Lumbago	Hexenschuss, Schmerzen in der LWS
HWS-Syndrom	Nackenschmerzen

18. Magen-Darm-Trakt

Gastro-Intestinal-Trakt	Magen-Darm-Trakt
Glandula parotis, die	Ohrspeicheldrüse
Pharynx, der	Rachen
Ösophagus, der	Speiseröhre
Gaster, der	Magen
Duodenum, das	Zwölffingerdarm
Jejunum, das	Leerdarm
Ileum, das	Krummdarm
Coecum, Caecum, Zaekum, das	Blinddarm
Appendix, die	Wurmfortsatz, im Volksmund „Blinddarm"
Colon, das	Dickdarm
• aszendens	aufsteigend
• transversum	quer verlaufend
• deszendens	absteigend
Sigma, das	S-förmiger Teil des Dickdarms
Rektum, das	Enddarm
Anus, der	Darmausgang

Peristaltik, die	Muskeltätigkeit des Darmes
Hepar	Leber
Pankreas, das	Bauchspeicheldrüse
Ductus pancreaticus	Gang der Bauchspeicheldrüse
Ductus choledochus	Gallengang
Proteine	Eiweiße
Aminosäure	Kleinster Bestandteil eines Eiweißes
Lipide	Fette
Kohlenhydrate	Zucker
Glukose	Traubenzucker
Enzym	Biokatalysator, spaltet z. B. Nährstoffe
Lipase	Enzym das Fette spaltet
Amylase, Maltase	Enzyme, die Kohlenhydrate spalten
Pepsin, Trypsin, Chymotrypsin	Enzyme, die Eiweiße spalten
Resorption	Aufnahme von Nährstoffen vom Darm in das Blut

Der Gastro-Intestinal-Trakt

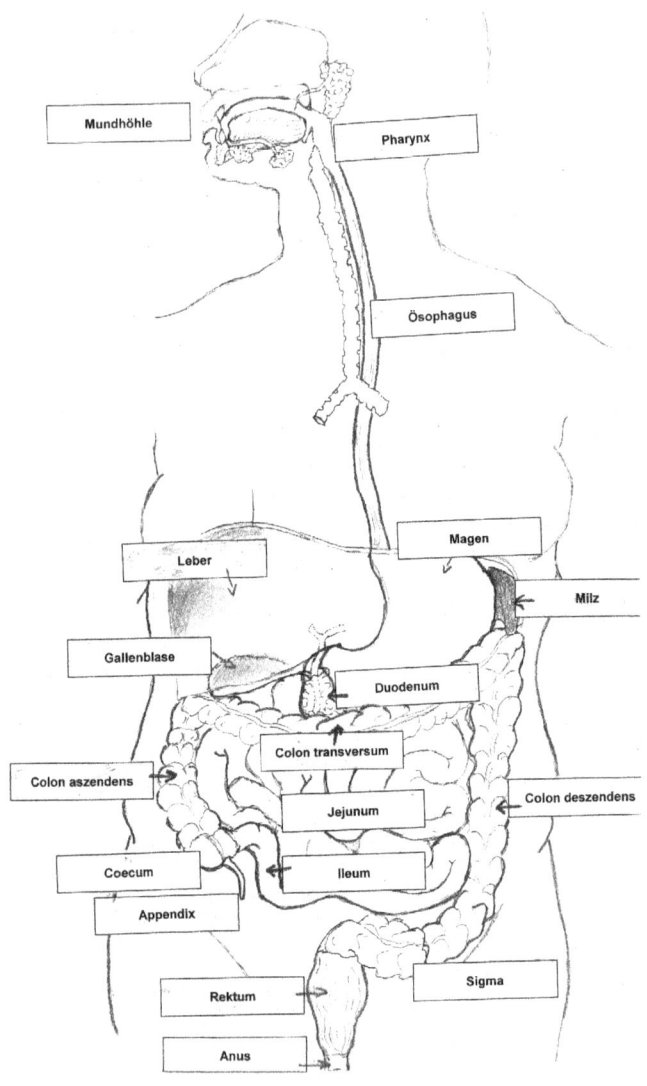

19. Erkrankungen des Magen-Darm-Trakts

Akutes Abdomen	Akuter Bauch, unbehandelt tödlich
Karies	Zahnfäule
Gingivitis	Zahnfleischentzündung
Parodontitis	Entzündung des Zahnhalteapparats
Parodontose	Knochenschwund des Zahnhalteapparats
Soor	Mundpilz
Parotitis	Ohrspeicheldrüsen-entzündung
Mumps	Virale Ohrspeicheldrüsen-entzündung
Refluxösophagitis	Entzündung der Speiseröhre durch Rückfluss von Magensaft
Gastritis	Magenschleimhaut-entzündung
Ulcus ventriculi	Magengeschwür
Ulcus duodeni	Zwölffingerdarm-

	geschwür
Perforation	Durchbruch
Enteritis	Darmentzündung
Gastroenteritis	Magen-Darm-Entzündung
Colitis	Dickdarmentzündung
Cholezystolithiasis	Gallensteine
Cholezystektomie	Gallenblasenentfernung
Appendizitis	„Blinddarmentzündung"
Appendektomie	„Blinddarmentfernung"
Pankreatitis	Bauchspeicheldrüsen-Entzündung
Hernie	Bruch
Colorektals Karzinom	Dickdarmkrebs
Hämorrhoiden	Krampfadern am Darmausgang
Peritonitis	Bauchfellentzündung
Mechanischer Ileus	Darmverschluss
Paralytischer Ileus	Darmlähmung
Enterostoma	Künstlicher Darmausgang

Hepatitis	Leberentzündung
Leberzirrhose	Lebervernarbung
Ikterus	Gelbsucht
Aszites	Bauchwassersucht
Koprostase	Kotstauung
Faeces	Stuhlgang
Kachexie	Krankhafte Abmagerung

Symptome:
- Nausea — Übelkeit
- Emesis — Erbrechen
- Hämatemesis — Bluterbrechen
- Obstipation — Verstopfung
- Diarrhoe — Durchfall
- Exsikkose — Austrocknung
- Dehydratation — Austrocknung
- Dysphagie — Schluckstörung
- Meteorismus — Blähung
- Flatulenz — Blähungsabgang
- Kolik — Krampfartige Schmerzen, die kommen und gehen

20. Auge

Konjunktiva	Bindehaut
Kornea	Hornhaut
Sklera	Lederhaut (weiß)
Iris	Regenbogenhaut
Pupille	Sehloch
Bulbus	Augapfel
Retina	Netzhaut
Makula	Punkt des schärfsten Sehens
Papille	Blinder Fleck
Nervus opticus	Sehnerv

Ophthalmologie	Augenheilkunde
Akkommodation	Anpassung an Nah- und Fernsehen
Adaptation	Anpassung an Hell- und Dunkelsehen
Myopie	Kurzsichtigkeit
Hyperopie	Weitsichtigkeit
Presbyopie	Alterssichtigkeit
Astigmatismus	Hornhautverkrümmung
Strabismus	Schielen
Katarakt, grauer Star	Linsentrübung
Denaturierung	Gerinnung von Eiweiß

Glaukom, grüner Star	Augeninnendruck-erhöhung
Gonioskopie	Spiegelung des Kammerwinkels
Perimetrie	Gesichtsfeldbestimmung
Dioptrie (dpt)	Maßeinheit für die Brechkraft der Augenlinse

21. Ohr

Cochlea	Schnecke
Mittelohr	Enthält Gehörknöchelchen
Tuba Eustachii	Ohrtrompete, Verbindung vom Mittelohr zum Rachen
Otitis media	Mittelohrentzündung
Tinnitus	Ohrgeräusche
Hörsturz	Taubheit, Tinnitus, Gefühl wie Watte im Ohr
Vertigo	Schwindel
Presbyakusis	Altersschwerhörigkeit
Morbus Menière	Drehschwindel, einseitiger Hörverlust, Tinnitus

22. Nervensystem

Zentrales Nervensystem	Gehirn und Rückenmark
Cerebrum	Gehirn (*lateinisch*)
Encephalon	Gehirn (*griechisch*)
Corpus callosum	Balken
Cerebellum	Kleinhirn
Pons	Brücke, Abschnitt des Hirnstamms
Thalamus	Teil des Zwischenhirns
Corpus amygdaloideum (Amygdala)	Mandelkern, Teil des limbischen Systems
Limbisches System	Funktionseinheit des Gehirns, das Emotionen verarbeitet
Medulla oblongata	Verlängertes Rückenmark
Liquor	Gehirnwasser
Peripheres Nervensystem	Hirnnerven und Nerven zu Armen und Beinen
Autonomes / vegetatives	Nerven zu den Eingeweiden

Nervensystem	
Meningen	Hirnhäute
• Dura mater	Harte Hirnhaut
• Arachnoidea	Spinnwebenhaut
• Pia mater	Zarte Hirnhaut
Motorik	Bewegung
Sensibilität	Gefühl im Sinne von Reizaufnahme
Reflex	Motorische Antwort auf einen sensiblen Reiz, ohne Hirnbeteiligung z. B. Patellarsehnenreflex
Afferenz	Sensibler Nerv, der zum Rückenmark hin führt
Efferenz	Motorischer Nerv, der vom Rückenmark weg führt
Spinalganglion	Nervenknoten im Wirbelkanal
Neuron	Nervenzelle

23. Erkrankungen des Nervensystems

Neurologie	Teilgebiet der Medizin, das sich mit organischen Erkrankungen des Nervensystems befasst
Psychiatrie	Teilgebiet der Medizin, das sich mit seelischen Erkrankungen befasst
Psychologie	Wissenschaft, die sich mit dem bewussten und unbewussten Seelenleben befasst
Psychosomatik	Lehre von körperlichen Krankheiten, die seelisch bedingt sind
Neuritis	Nervenentzündung
Neuralgie	Schmerz im

	Versorgungsgebiet eines Nerven
Polyneuropathie	Erkrankung peripherer Nerven
Parese	Unvollständige Muskellähmung
Hemiparese	Halbseitige Muskelschwäche
Plegie	Vollständige Muskellähmung
Meningitis	Hirnhautentzündung
Encephalitis	Gehirnentzündung
Lumbalpunktion	Entnahme von Gehirnwasser aus dem Spinalkanal
SHT	Schädel-Hirn-Trauma
Stadien:	
• Commotio cerebri	Gehirnerschütterung
• Contusio cerebri	Gehirnprellung
• Compressio cerebri	Gehirnquetschung
• Apallisches Syndrom	Wachkoma

Parkinson Syndrom   Schüttellähmung
Symptome bei P.:
- Rigor   Muskelstarre
- Tremor   Muskelzittern
- Akinese   Bewegungsarmut

Multiple Sklerose   Markscheidenabbau im zentralen Nervensystem

24. Psychische Störungen

Psychose	Psychische Störung mit einem zeitweiligen Verlust des Realitätsbezugs
Alzheimer Krankheit	Hirnleistungsschwäche durch Gehirnschrumpfung
Symptome bei A.:	
• Amnesie	Ohne Erinnerungsvermögen
• Motorische Aphasie	Nicht sprechen können
• Sensorische Aphasie	Kein Sprachverständnis
• Apraxie	Ohne praktische Fähigkeiten, z. B. Schuhe zu binden
• Agnosie	Störung des Erkennens
• Apathie	Teilnahmslosigkeit

Multiinfarktdemenz (MID)	Hirnleistungsschwäche durch Mangeldurchblutung
Korsakow Syndrom	Gedächtnisstörung bei Alkoholkranken
Neurose	Verhaltensstörung
Phobie	Krankhafte Angst
Depression	Niedergeschlagenheit
Manie	Raserei
Zyklothymie	Depression und Manie in Wechsel
Schizophrenie	Störung des Denkens, der Wahrnehmung und des Gefühlslebens
Affektivität	Gefühlsleben
Halluzination	Wahrnehmung eines Sinnesgebietes ohne Reizgrundlage
Optische Halluzination	Sehen, was nicht da ist
Akustische Halluzination	Stimmen hören, die nicht da sind

Wahn	Fehlwahrnehmung, z. B. Verfolgungswahn, Vergiftungswahn
Katatonie	Psychisch ausgelöste körperliche Starre
Mutismus	Beharrliches Schweigen
Delir	Störung des Bewusstseins, der Aufmerksamkeit und der Wahrnehmung
Anorexia nervosa	Magersucht (Essstörung)
Bulimie	Ess- und Brechsucht (Essstörung)
Binge Eating	Völlerei (Essstörung)
Exploration	Befragung eines Patienten nach psychischen Krankheiten

Formale Denkstörung — Störung des Gedankenablaufs

- Denk-verlangsamung — Schleppendes Denken
- Denkhemmung — Blockiertes Denken
- Gedanken-abreißen — Plötzlicher Abbruch eines Gedankenganges
- Eingeengtes Denken — Gedanken sind auf wenige Themen beschränkt
- Perseveration — Ständiges Wiederholen eines bestimmten Gedankens
- Gedankendrängen — Viele unterschiedliche Gedanken

Inhaltliche Denkstörung — Verzerrter Denkprozess

- Ideenflucht — Schnelles, einfallsreiches Denken
- Vorbeireden — Verstandene Frage wird mit anderen Inhalten beantwortet (Politikerkrankheit ;-))
- Inkohärenz — Zerfahrenheit
- Neologismen — Wortneuschöpfungen
- Konkretismus — Unfähigkeit übertragene Bedeutung zu erkennen, z. B. bei Sprichwörtern

25. Hormone

Hormon	Körpereigener Botenstoff
Endokrinologie	Lehre von den Hormonen
Hypothalamus	Teil des Zwischenhirns
• TRH	Thyreoidea Releasing Hormon
• ADH	Anti Diuretisches Hormon, Adiuretin
• Oxytocin	Wehen auslösendes Hormon

Hypophyse	Hirnanhangdrüse
• TSH	Thyreoidea Stimulierendes Hormon
• ACTH	Adreno Cortico Tropes Hormon
• FSH	Follikel Stimulierendes Hormon
• LH	Luteinisierendes Hormon
• STH	Somatotropes Hormon, Wachstumshormon
• MSH	Melanozyten Stimulierendes Hormon
• Prolaktin	Milchbildungshormon

Die Hormondrüsen[4]

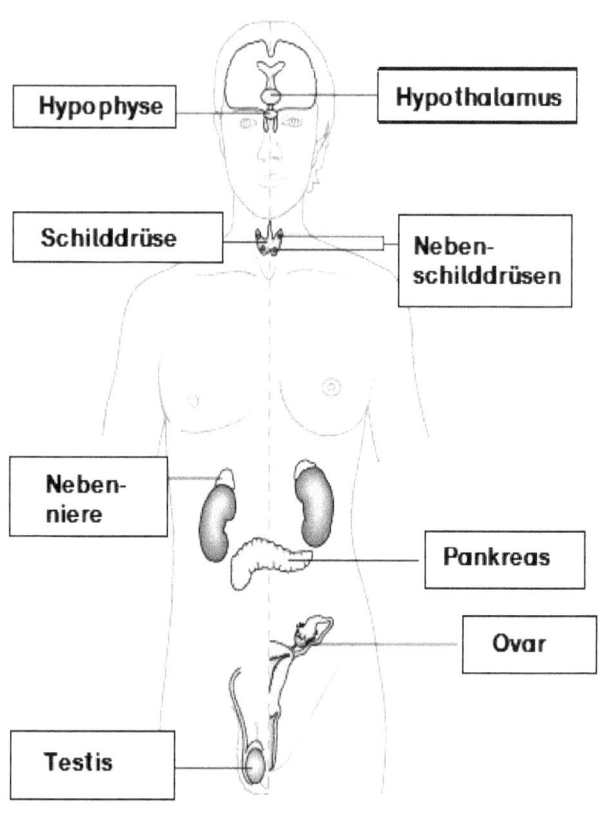

---
[4] Verändert nach cancer research UK: http://commons.wikimedia.org/wiki/File:Diagram_showing_the_hormone_system_CRUK_303.svg?uselang=de.

Letzter Zugriff: 27.10.2014

Glandula thyreoidea	Schilddrüse
• Trijodthyronin	Schilddrüsenhormon, T_3
• Thyroxin (T_4)	Inaktive Vorstufe von T_3
• Calcitonin	Senkt den Blutcalciumspiegel
Glandula parathyreoidea	Nebenschilddrüse
• Parathormon	Erhöht den Blutcalciumspiegel
Adrenalin	Stresshormon
Kortison	Entzündungshemmendes, Blutzucker steigerndes Hormon
Östrogen	Weibliches Geschlechtshormon
Progesteron	Weibliches Geschlechtshormon
Testosteron	Männliches Geschlechtshormon

Insulin	Blutzucker senkendes Hormon
Glukagon	Blutzucker steigerndes Hormon

26. Diabetes mellitus

Diabetes mellitus	Zuckerkrankheit
Pankreas, das	Bauchspeicheldrüse
BZ	Blutzucker
PP, post prandial	nach dem Essen
BE	Broteinheit
IE	Internationale Einheit
Diabetes mellitus, Typ 1	Absoluter Insulinmangel
Diabetes mellitus, Typ 2	Krankhafte Glucosetoleranz
Adipositas	Fettleibigkeit

Symptome bei D. m.:

- Polydipsie — Durst
- Polyurie — Große Urinmengen
- Glucosurie — Traubenzucker im Harn

Hyperglykämie, Diabetisches Koma	Überzuckerung BZ > 400 mg/dl
Hypoglykämie, Diabetischer Schock	Unterzuckerung BZ < 40 mg/dl
Altinsulin	Kurz wirksames Insulin

Orale Antidiabetika	Tabletten gegen Diabetes mellitus Typ 2
Makroangiopathie	Verengung der Arteriolen
Mikroangiopathie	Verengung der arteriellen Kapillaren
Polyneuropathie	Erkrankung peripherer Nerven
Retinopathie	Erkrankung der Netzhaut
Nephropathie	Erkrankung der Niere

27. Geschlechtsorgane

27.1 Weibliches Genitale

Ovar / Ovarien	Eierstock
Tube / Tuben	Eileiter
Uterus	Gebärmutter
Endometrium	Gebärmutterschleimhaut
Myometrium	Muskelschicht der Gebärmutter
Zervix	Gebärmutterhals
Vagina	Scheide
Klitoris	Kitzler
Mons pubis	Schambeinhügel
Symphyse	Schambeinfuge
Labia majora	Große Schamlippen
Labia minora	Kleine Schamlippen
Vulva	Scheidenvorhof, Schamlippen und Kitzler
Adnexe	Eileiter und Eierstock
Menstruation	Monatliche Regelblutung
Zyklusstörung	Unregelmäßigkeit im Menstruationszyklus
Dysmenorrhoe	Schmerzhafte Regelblutung
Ovulation	Eisprung
Hypermenorrhoe	Starke Regelblutung

Menorrhagie	Starke und lang andauernde Blutung
Metrorrhagie	Blutungen die kommen und gehen, außerhalb des Zyklus
Amenorrhoe	Ausbleiben der Regelblutung

27.2 Männliches Genitale

Penis	Männliches Glied
Präputium	Vorhaut
Smegma	Vorhauttalg
Skrotum	Hodensack
Testes (Orchi-)	Hoden
Epididymis	Nebenhoden
Prostata	Vorsteherdrüse
Ductus deferens	Samenleiter
Sperma	Samen
Vesiculae seminales	Samenbläschen
Ejakulation	Samenerguss
Erektion	Steifes männliches Glied
Koitus	Geschlechtsverkehr
GV	Geschlechtsverkehr
HWG	Häufig wechselnde Geschlechtspartner

28. Erkrankungen der Geschlechtsorgane

Gynäkologie	Frauenheilkunde
Vulvitis	Entzündung des äußeren weiblichen Genitale
Kolptits	Scheidenentzündung
Adnexitis	Eierstockentzündung
Fluor vaginalis	Ausfluss
Uterus Karzinom	Gebärmutterkrebs
Hysterektomie	Gebärmutter Entfernung
Zervix Karzinom	Gebärmutterhalskrebs
Konisation	Entfernung eines Gewebekegels aus dem Muttermund
Abrasio, Kürettage	Ausschabung
Myom	Gutartiger Tumor der Muskelschicht der Gebärmutter
Ovarialzyste	Bläschen am Eierstock
Mamma Karzinom	Brustkrebs
Mammographie	Röntgenuntersuchung der Brust
Mastitis	Brustentzündung
Ablatio mammae	Brustamputation

Balanitis	Entzündung der Eichel
Phimose	Vorhautverengung
Zirkumzision	Beschneidung
Hodentorsion	Verdrehung des Hodens am Samenstrang
Priapismus	Dauererektion
BPH, Benigne Prostatahypertrophie, Prostata Adenom	Gutartige Vergrößerung des Vorsteherdrüse
Prostata Karzinom	Prostatakrebs
Radikale Prostatektomie	Entfernung der Vorsteherdrüse
Epididymitis	Nebenhodenentzündung
Prostatitis	Entzündung der Vorsteherdrüse
Orchitis	Hodenentzündung
Varikozele	Krampfadern im Hoden
Erektile Dysfunktion	Impotenz
Sterilität	Zeugungsunfähigkeit
Venerologie	Lehre von den Geschlechtskrankheiten
STD Sexually Transmitted Diseases	Sexuell übertragbare Krankheiten
Syphilis / Lues	Bakterien / Spirochäten
Gonorrhoe	Tripper / Gonokokken
Chlamydieninfektion	Bakterien / Chlamydien
Trichomonaden	Parasiten / Trichomonas

Infektion	urogenitalis
HIV-Infektion	Human Immundeficiency Virus Infektion
HPV	Humane Papillomviren
Candidose	Pilzinfektion mit Candida albicans
Scabies	Krätze
Pediculosis pubis	Schamlausbefall

29. Tumorerkrankungen

Tumor	Geschwulst
Dignität	Eigenschaft eines Tumors. Gut- oder bösartig
Karzinom	Krebs
benigne	gutartig
maligne	bösartig
invasiv	zerstörend, eindringend
Mutation	Veränderung des Erbguts
Metastase[5]	Tochtergeschwulst
Grading[6]	Einteilung eines Tumors nach Entartungsgrad
Staging	Einteilung des Tumors nach Ausbreitungsgrad im Körper

---

[5] https://www.youtube.com/watch?v=cOooXnxtgmQhttps://www.youtube.com/watch?v=cOooXnxtgmQ

[6] https://studio.youtube.com/video/OdKGlnyVM3k/edit

TNM-Klassifikation[7]	Tumor – Lymphknoten – Metastasen – Einteilung
Strahlentherapie	Verkleinerung des Karzinoms durch Röntgenstrahlung
Afterloading	Strahlentherapie bei Gebärmutterkrebs
Chemotherapie	Krebsbehandlung mit Zellgiften
Zytostatika	Substanzen, die das Zellwachstum hemmen

---

[7] https://www.youtube.com/watch?v=1o29TZscJCE

Malignitätskriterien:

- Invasives Wachstum
- Unscharfe Begrenzung
- Blutung.

Bei Hauttumoren zusätzlich:

- Pruritus (Juckreiz)
- Schwarze Verfärbung.

Das Immunsystem zerstört Krebszellen

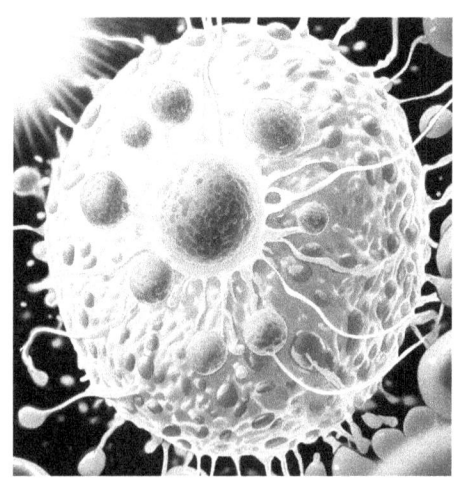

30. Arzneimittellehre

30.1 Grundbegriffe

Pharmakokinetik	Resorption, Distribution, Metabolisierung und Exkretion eines Wirkstoffs
• Resorption	Aufnahme des Medikaments in das Blut
• Distribution	Verteilung des Medikaments im Körper
• Metabolisierung	Abbau des Medikaments in der Leber
• Exkretion	Ausscheidung des Medikaments über die Niere (Galle, Darm)
Galenik	Einbettung des Wirkstoffs in Füllstoffe, z. B. Tabletten, Zäpfchen, Ampullen

Bioverfügbarkeit	Tatsächlich resorbierter Wirkstoff
First-pass-Effekt	Erste Verstoffwechselung in der Leber
Pharmakodynamik	Wirkung des Medikaments im Körper, z. B. Dosierung, Wirkbeginn, Wirkdauer
• Therapeutische Breite	wirksame Dosis
• Toxische Dosis	Wirkstoffmenge, die zur Vergiftung führt
• Letale Dosis	Tödliche Wirkstoffmenge
• Halbwertszeit	Zeitspanne in welcher der Wirkstoff zur Hälfte abgebaut ist
• Kumulation	Anreicherung des Medikaments im Körper
Placebo	Scheinmedikament
Paradoxe Wirkung	Gegensätzliche Wirkung

Indikation	Anzeige, z. B. Bluthochdruck, bakterielle Infektion, Schmerzen, Fieber
Kontraindikation	Gegenanzeige, z. B. Allergie, Stillzeit Schwangerschaft
Nebenwirkung	Unerwünschte Wirkung, z. B. Kopfschmerzen, Übelkeit, Schwindel
Wechselwirkung	Unerwünschte Wirkung mit anderen Substanzen, z. B. Wirkverstärkung durch Alkohol

30.2 Applikationsformen

Injektion	„Spritze verabreichen"
• i.v. - intravenös	In die Vene
• s.c. - subkutan	In das Unterhautfettgewebe
• i.m. intramuskulär	In den Muskel
• intrakutan	In die Haut
p.o. – per oral	Über den Mund
rektal	Über den Enddarm
vaginal	In die Scheide
parenteral	Unter Umgehung des Magen-Darm-Trakts

Intravenöse Injektion

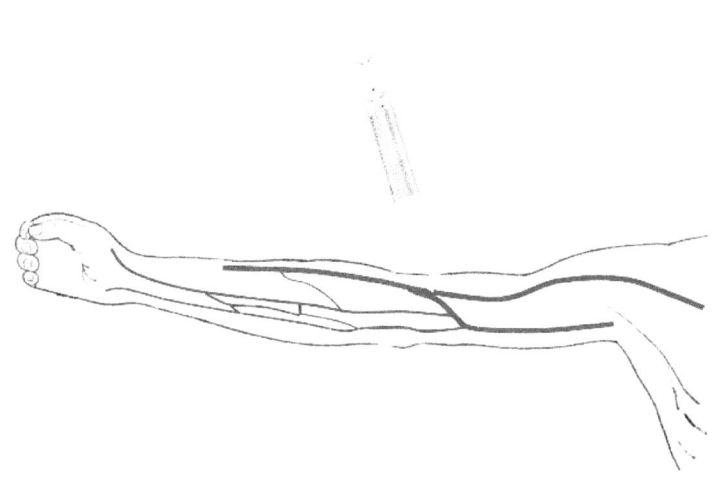

---

[8] Urheber: Ddetour12.
http://commons.wikimedia.org/wiki/File:Drug_diffusion.png. Letzter Zugriff: 27.10.2014.

Oral • Tabletten • Kapseln • Dragees • Saft • Tropfen • Globuli	
Rektal • Suppositorien (Zäpfchen) Vaginal • Suppositorien • Creme	9
Parenteral • i.v. • s.c. • i.m.	

---

[9] Urheber: Rillke.
http://commons.wikimedia.org/wiki/File:Suppositorium_309000.jpg?uselang=de. Letzter Zugriff: 5.3.2015.

30.3 Arzneimittelgruppen

Analgetika	Schmerzmittel
Antazida	Binden Magensäure
Antiarrhythmika	Gegen Herzrhythmusstörungen
Antibiotika	Gegen Bakterien
Antidiabetika	Arzneimittel zur Diabetes mellitus Behandlung
Antidota	Gegenmittel
Antiemetika	Gegen Erbrechen
Antimykotika	Gegen Pilze
Antihelmintika	Gegen Würmer
Antihistaminika	Gegen Allergie
Antiphlogistika	Gegen Entzündung
Antipyretika	Gegen Fieber
Antikoagulantien	Gerinnungshemmer
Antitussiva	Gegen Husten
Antihypertensiva	Gegen hohen Blutdruck
Dermatika	Arzneimittel zur Anwendung auf der Haut
Diuretika	Entwässerungsmittel

Immunsuppressiva	Hemmen das Immunsystem
Kontrazeptiva	Anti-Baby-Pille
Hypnotika	Schlafmittel
Laxantien	Abführmittel
Sedativa	Beruhigungsmittel
Spasmolytika	Krampflöser
Psychopharmaka	Seelische Funktionen beeinflussende Medikamente
Neuroleptika	Gegen Wahnvorstellungen
Sedativa / Tranquiliser	Beruhigungsmittel
Antidepressiva	Stimmungsaufheller
Stimulanzien	Aufputschmittel
Virustatika	Hemmen Vermehrung von Viren
Zytostatika	Arzneimittel zur Chemotherapie

31. Gesundheitswissenschaftliche Forschung

Hypothese	Theoriebildung
Publikation	Veröffentlichung
Randomisierung	Auswahl nach dem Zufallsprinzip
Kausalität	Zusammenhang, wenn … dann
Implementierung	Umsetzung von Prozessabläufen
evidenzbasiert	wissenschaftlich begründet
Empirie	Sammlung von Informationen
Goldstandard	Zur Zeit beste mögliche Behandlungsmethode
Objektivität	Unvoreingenommenheit
Reliabilität	Zuverlässigkeit
Validität	Gültigkeit
Prävalenz	Krankheitshäufigkeit in einer Bevölkerung

Inzidenz	Neuerkrankungen pro Jahr
Morbidität	Krankheitsvorkommen in einer Bevölkerung in einem bestimmten Zeitraum
Mortalität	Sterblichkeit, bezogen auf 1000 Einwohner einer Bevölkerung in einem bestimmten Zeitraum
Letalität	Sterblichkeit, bezogen auf die Gesamtzahl der Erkrankten
Sterberate	Sterblichkeit bezogen auf die Gesamtzahl der Menschen einer Bevölkerung
Evaluation	Beurteilung
plausibel	einleuchtend
Adaption	Anpassung

32. Vorsilben

A-	ohne
Angio-	(Blut) gefäß
Anti-	gegen
Auto-	selbst
Dys-	erschwert
Epi-	auf, an, bei
Hemi-	halb
Hyper-	zu viel
Hypo-	zu wenig
Makro	groß
Mikro-	klein
Multi-	viel
Patho-	krank
Peri-	um etwas herum
Prä-	vor
Post-	nach
Poly-	viel
Semi-	halb
Vaso-	(Blut) gefäß

33. Nachsilben

-ämie	im Blut
-ase	Enzym
-itis	Entzündung
-ektomie	Operative Entfernung
-gen	erzeugend
-megalie	Vergrößerung
-ose	Chronische Erkrankung
-pathie	Krankheit
-penie	Mangel
-rrhoe	Fluss
-skopie	Spiegelung
-trop	wirkend
-troph	ernährt
-zid	tötend

34. Epilog: Das Latein-Obligatorium oder die Geschichte von den medizinischen Fachbegriffen

„Ejakulation" dröhnte es durch den Lautsprecher des Hörsaals im Neuenheimer Feld. Schallendes Gelächter. „Ejakulation!" betonte der kleine Mann im grauen Anzug, der angestrengt am Rednerpult stand, noch einmal, als wären seine Silben vom studentischen Gelächter verschluckt worden und nie präsent gewesen. Lauteres Gelächter! Wie soll beim schnöden Vorlesen eines Skripts mit medizinischen Fachbegriffen aus dem Bereich der männlichen Genitalien, ein Erstsemester-Student der ärztlichen Heilkunst noch ernst bleiben?

Die Rolle des Vorlesers kam einem Mitarbeiter des Lehrstuhls für Geschichte der Medizin zu, des Instituts, an dem ich genau 20 Jahre später meine Doktorarbeit beginnen sollte. Im Nachhinein bin ich froh, dass diese peinliche Erstberührung mit der Geschichte der Medizin mich nicht von einem Zweitkontakt zwecks Promotion abgehalten hat.

Doch zurück zum Geschehen. Der graue Zwerg, denn so erschien er dem Betrachter aus der 17. Reihe des stufig angelegten Hörsaals, brachte sogleich den nächsten Knaller, als er sich angestrengt, mit hochrotem Kopf, zum Mikrofon nach vorne beugte. „Erektion!". Brausendes Getöse. Die Studenten tobten, bogen sich vor Lachen und lagen vor Zwerchfell-Erschöpfung fast auf dem Boden. Der völlig überforderte Zwerg wäre am liebsten noch kleiner geworden und im Erdboden versunken. Kein Erbarmen. Die Studenten freuten sich schon auf das nächste Wort aus dem Skript, das allen zum Mitlesen vorlag. Es lautete „Koitus" und die Schmach war perfekt.
Mal nachgefragt. Wem haben wir diese Peinlichkeit zu verdanken? Wären wir nicht alle besser dran gewesen ein Vokabelheft von vorne bis hinten durchzulesen oder das Telefonbuch von Heidelberg auswendig zu lernen? (Altbekannter Mediziner-Witz). Die Antwort liegt auf der Hand. Für dieses Spektakel ein „danke" all denen, die das Latein-Obligatorium für Medizinstudenten abgeschafft haben. Meinten sie doch, dass diese sechswöchige Lachnummer in Terminologie ein dreijähriges Latinum, zu Schulzeiten, ersetzen könne. Irgendwie fühlte ich mich erhaben, war doch meine Wahrnehmung dieser fulminanten Vorlesung durch meine Biographie in besonderer Weise geprägt.

Jetzt könnt ihr es ja wissen. Ich hatte mal eine Fünf im Zeugnis. Genau gesagt auch noch im Abschlusszeugnis der 10. Klasse, in meiner dritten Fremdsprache, die ich freiwillig belegt hatte. Den Tränen nahe ging ich zum Klassenlehrer, um ihm zu erklären, dass ich Latein abgewählt hatte und im ganzen Semester nur ein Mal im Unterricht war. Ich wolle das Latinum von vorne anfangen und die Kurse noch einmal in Klasse 11, 12 und 13 belegen. Sagt doch der schlaue Fuchs, Mathelehrer seines Zeichens, folgendes: „Nehmen Sie doch die Fünf in Kauf, belegen Sie in Klasse 11 weiterhin Latein und dann haben Sie in einem Jahr Ihr Latinum und müssen sich vor dem Abi nicht mehr darum kümmern." Das leuchtete mir ein.

Na war das ein Spaß, als ich meiner Mutter die neue Situation erklärte. Vor einem halben Jahr noch sagte ich ihr, dass ich Latein aufgebe, weil ich wegen Krankheit (und zwei Mal schwänzen) zwei Kapitel zurück läge und das auf keinen Fall aufzuholen sei. „Und jetzt willst du sieben Lektionen nachholen, mit Leichtigkeit? Na dann viel Glück", waren ihre Worte. Der Groschen war gefallen, denn tatsächlich habe ich das Latinum am Ende der 11. Klasse mit der Note zwei abgeschlossen. Ich weiß nicht mehr wie du heißt und ob du noch lebst, aber „Danke, schlauer Fuchs!"

35. Differentialdiagnose Erbrechen

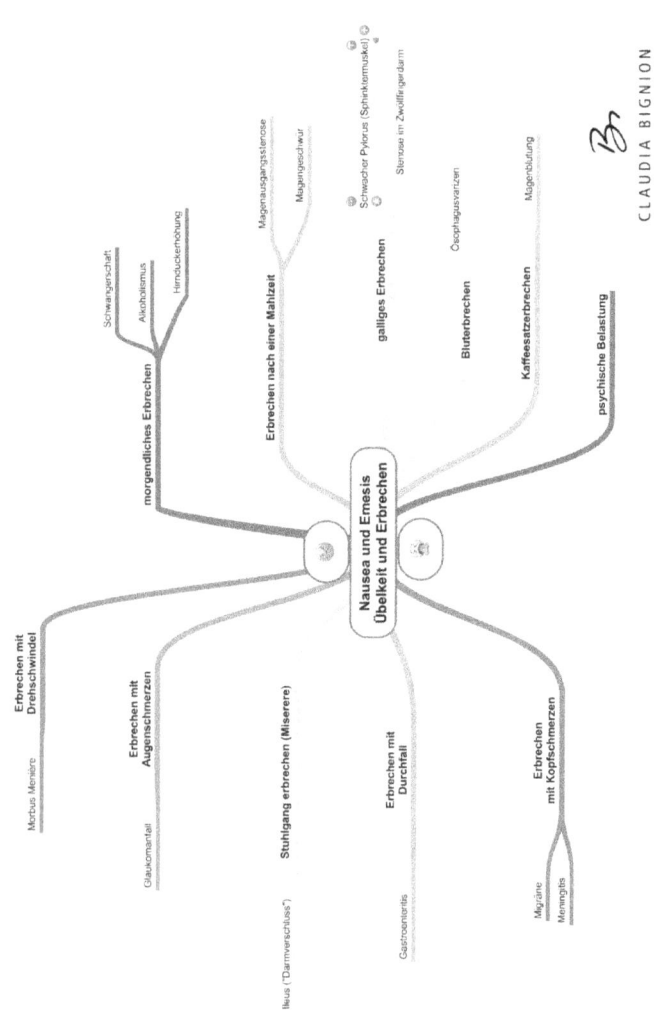

36. Differentialdiagnose Fieber

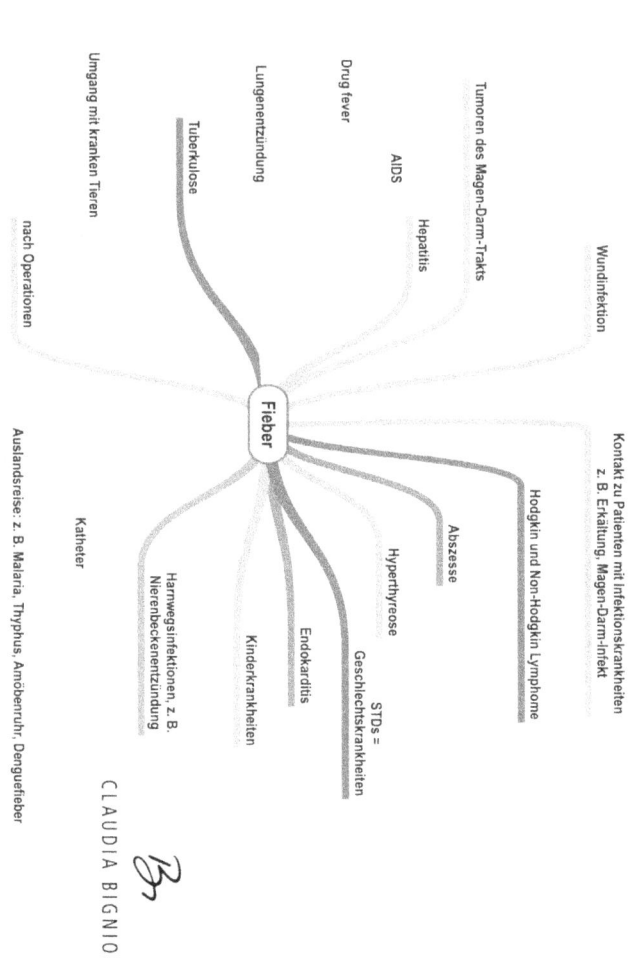

37. Differentialdiagnose Schwindel

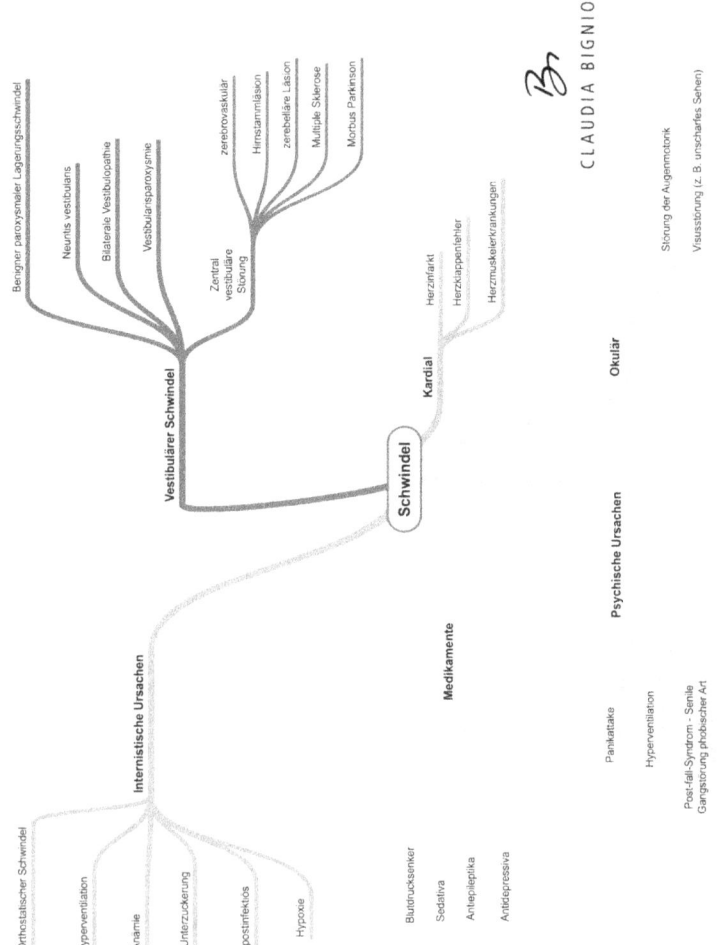

38. Differentialdiagnose Bluthusten

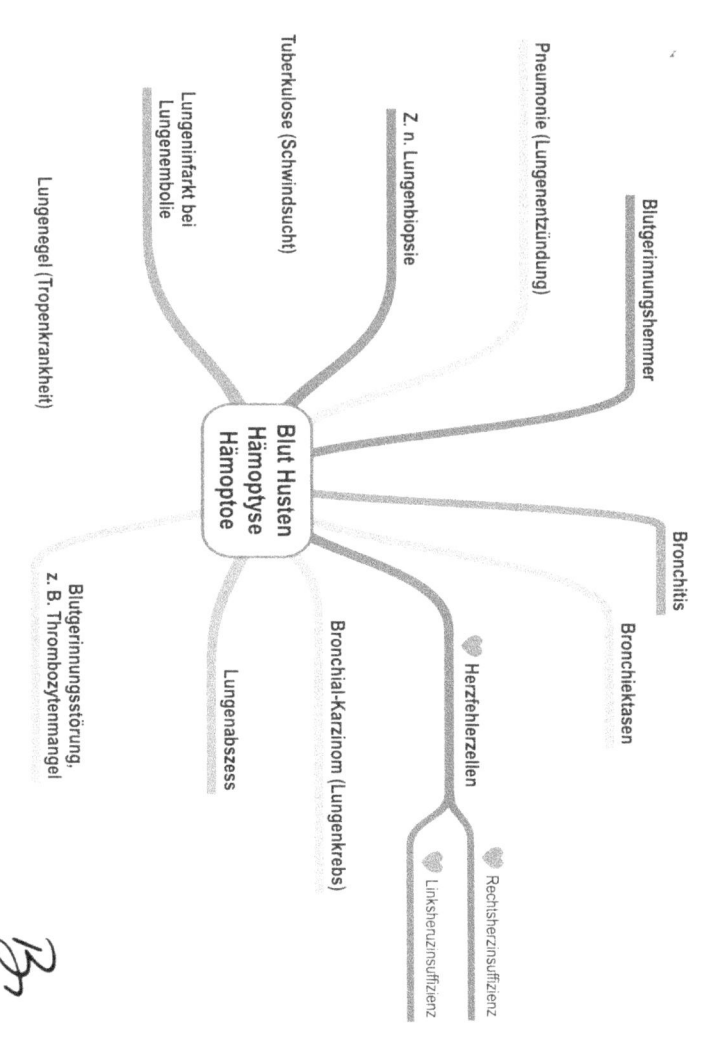

Differentialdiagnose Rotes Auge

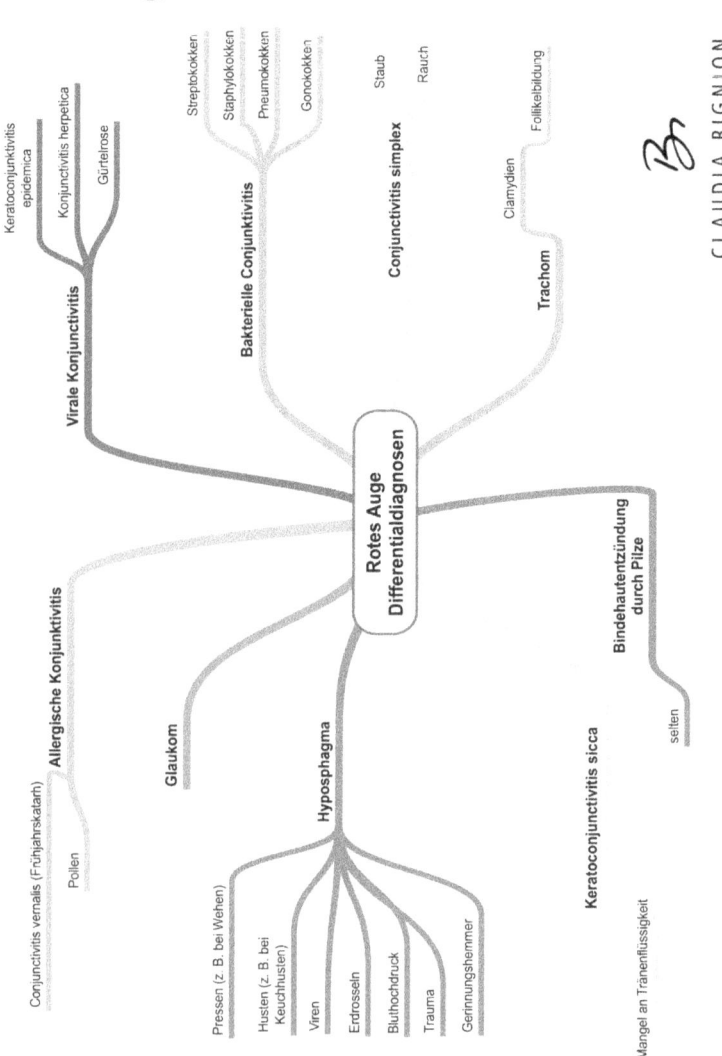

Welche Lebensmittel haben Einfluss auf die Blutwerte?

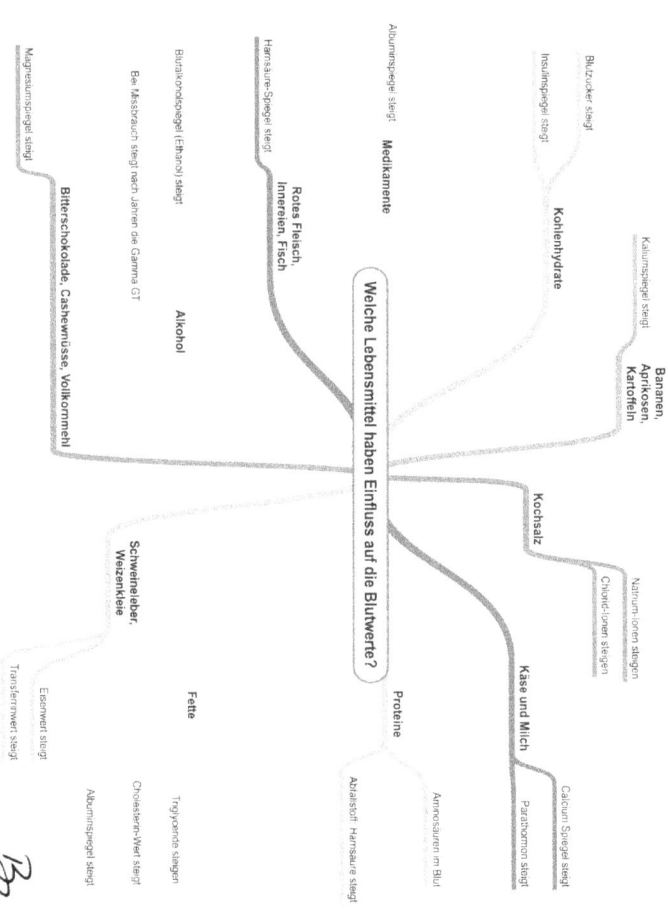

Auch bei Amazon erschienen:

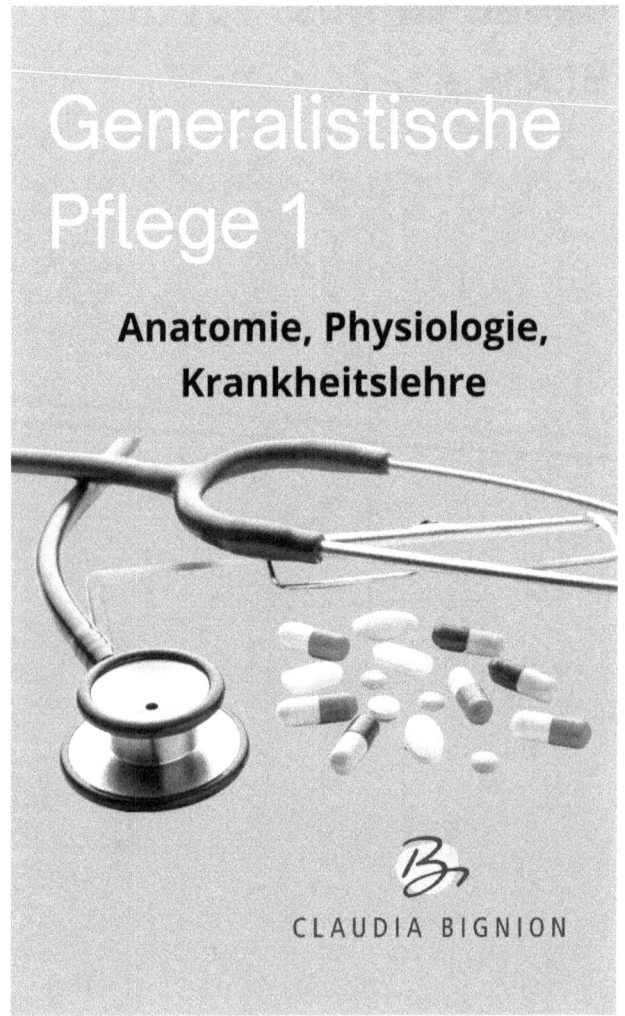

Generalistische Pflege 2

Anatomie, Physiologie, Krankheitslehre

CLAUDIA BIGNION

Generalistische Pflege 3

Anatomie, Physiologie, Krankheitslehre

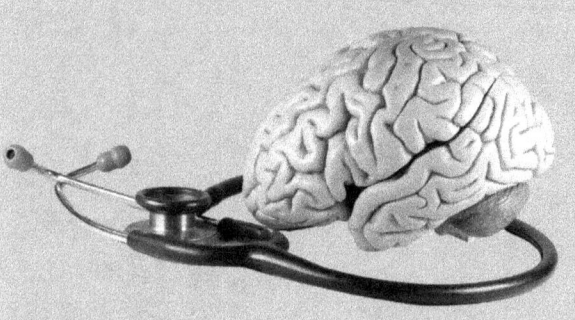

CLAUDIA BIGNION

www.ingramcontent.com/pod-product-compliance
Lightning Source LLC
Chambersburg PA
CBHW051726170526
45167CB00002B/822